Die 10 besten Hacks für guten Schlaf

Entdecken Sie die Geheimnisse des guten Schlafs

von

Kairos Somnik

Kairos Somnik
Lerg Media
In den Weingärten 23
55276 Oppenheim
input@lerg.de
www.lerg.de

Einführung

Schlaf ist eine der wichtigsten Aktivitäten unseres Körpers. Es ist die Zeit, in der unser Körper regeneriert und unser Gehirn verarbeitet und speichert, was wir tagsüber erlebt haben. Eine gute Nachtruhe ist daher entscheidend für unsere Gesundheit und unser Wohlbefinden. Doch in einer hektischen Welt, in der wir ständig unter Druck stehen und uns mit einer Fülle von Ablenkungen konfrontiert sehen, ist es oft schwer, genügend Schlaf zu bekommen und tief zu schlafen.

Dieses kleine Buch soll Ihnen helfen, einen besseren Schlaf zu erreichen. Wir haben die zehn besten Hacks zusammengestellt, die Ihnen helfen können, schneller einzuschlafen, tiefer zu schlafen und sich am Morgen erfrischt und bereit für den Tag zu fühlen. Jeder dieser Hacks hat sich bewährt und kann Ihnen helfen, Ihre Schlafqualität zu verbessern. Dabei verzichten wir auf ungesunde Methoden wie Schlaftabletten oder krude Tipps wie Alkohol trinken vor dem zu Bett gehen.

Kein endloses Lesen unzähliger Seiten. In diesem Buch werden wir Ihnen diese zehn Hacks kurz, ohne auszuschweifen und prägnant vorstellen und erklären, warum sie funktionieren. Wir werden Ihnen praktische

Tipps und Techniken geben, die Sie leicht in Ihren Alltag integrieren können. Egal, ob Sie Schwierigkeiten haben, einzuschlafen, nachts oft aufwachen oder einfach nur müde und unruhig aufwachen - dieses Buch kann Ihnen helfen, Ihren Schlaf zu optimieren.

Wir hoffen, dass Sie dieses Buch als eine wertvolle Ressource betrachten werden, die Ihnen hilft, besseren Schlaf zu bekommen und sich besser zu fühlen. Lassen Sie uns nun beginnen, die zehn besten Hacks für besseren Schlaf zu entdecken!

Die Bedeutung von Schlaf

Schlaf ist für unsere körperliche und geistige Gesundheit von entscheidender Bedeutung. Während wir schlafen, durchläuft unser Körper verschiedene Stadien, die für unterschiedliche Funktionen wichtig sind. Ein Mangel an Schlaf kann schwerwiegende Folgen für unsere körperliche und geistige Gesundheit haben.

Wie Schlaf unseren Körper und Geist beeinflusst

• Schlaf beeinflusst die Hormonproduktion und die Regulation des Stoffwechsels.
• Ein Mangel an Schlaf kann das Immunsystem schwächen und das Risiko von Krankheiten wie Diabetes, Herzerkrankungen und Depressionen erhöhen.
• Schlaf spielt eine wichtige Rolle bei der Regeneration von Gewebe und Zellen sowie bei der Stärkung von Muskeln und Knochen.
• Schlafmangel kann auch zu

Konzentrationsschwierigkeiten, Reizbarkeit und Gedächtnisproblemen führen.

Wie viel Schlaf wir wirklich brauchen

- Die empfohlene Schlafdauer variiert je nach Alter und individuellen Bedürfnissen.
- Erwachsene benötigen im Durchschnitt 7-9 Stunden Schlaf pro Nacht.
- Kinder und Jugendliche benötigen mehr Schlaf, je nach Alter zwischen 9-11 Stunden.
- Auch wenn es individuelle Unterschiede gibt, ist ausreichender Schlaf für alle wichtig.

Es ist wichtig, unseren Schlaf zu überwachen und uns bewusst zu machen, wie wir schlafen. In den nächsten Kapiteln werden wir die zehn besten Hacks vorstellen, um besseren Schlaf zu erreichen und somit unsere Gesundheit und unser Wohlbefinden zu verbessern.

Hack #1: Entspannungsübungen

Entspannungsübungen können Ihnen helfen, Stress abzubauen und sich auf den Schlaf vorzubereiten. Diese Übungen können Ihnen helfen, Ihren Geist zu beruhigen, Ihre Muskeln zu entspannen und Ihren Körper auf einen tiefen und erholsamen Schlaf vorzubereiten.

Atemübungen

• Tiefe Bauchatmung kann helfen, den Körper zu entspannen und den Geist zu beruhigen.
• Eine einfache Atemübung besteht darin, tief einzuatmen und dann langsam und vollständig auszuatmen. Konzentrieren Sie sich dabei auf Ihre Atmung und versuchen Sie, Ihre Gedanken zu beruhigen.

Progressive Muskelentspannung

• Progressive Muskelentspannung ist eine Technik, bei der Sie nacheinander verschiedene Muskelgruppen anspannen und wieder entspannen.

• Beginnen Sie mit den Zehen und arbeiten Sie sich langsam nach oben, bis Sie jeden Muskel im Körper angespannt und wieder entspannt haben.

• Diese Übung hilft Ihnen, Spannungen im Körper zu lösen und sich zu entspannen.

Yoga

• Yoga ist eine Form von körperlicher Bewegung, die Ihnen helfen kann, Ihren Körper zu entspannen und Ihren Geist zu beruhigen.

• Es gibt viele verschiedene Arten von Yoga, aber einige der besten für den Schlaf sind Hatha, Yin und Restorative Yoga.

• Diese Arten von Yoga konzentrieren sich auf langsame und sanfte Bewegungen sowie auf Dehnungen, die dazu beitragen können, Spannungen im Körper zu lösen und den Geist zu beruhigen.

Meditation

• Meditation kann helfen, den Geist zu beruhigen und Stress abzubauen.

• Eine einfache Meditationsübung besteht darin, sich auf den Atem zu konzentrieren und den Geist zu beruhigen.

• Eine andere Möglichkeit ist die Verwendung von

geführten Meditationen, die speziell auf den Schlaf ausgerichtet sind und Ihnen helfen können, sich zu entspannen und den Geist zu beruhigen.

Entspannungsübungen können Ihnen helfen, Stress abzubauen und sich auf den Schlaf vorzubereiten. Probieren Sie verschiedene Techniken aus, um herauszufinden, welche am besten für Sie funktionieren. Durch regelmäßige Entspannungsübungen können Sie Ihre Schlafqualität verbessern und sich auf einen erholsamen Schlaf vorbereiten.

Hack #2: Die richtige Schlafumgebung schaffen

Eine angenehme Schlafumgebung kann dazu beitragen, dass Sie besser schlafen und sich am nächsten Morgen ausgeruhter fühlen. Hier sind einige Tipps, um die perfekte Schlafumgebung zu schaffen:

Dunkelheit

- Dunkelheit ist wichtig, um den Körper auf den Schlaf vorzubereiten und den Schlafzyklus zu regulieren.
- Verwenden Sie Verdunklungsvorhänge oder -rollos, um Lichteinflüsse von außen zu minimieren.
- Vermeiden Sie auch elektronische Geräte, die blaues Licht abgeben, da dies die Produktion von Melatonin stören kann.

Temperatur

- Eine angenehme Raumtemperatur kann Ihnen helfen, schneller einzuschlafen und tiefer zu schlafen.
- Die ideale Schlaftemperatur liegt zwischen 16-20 Grad Celsius.

• Verwenden Sie gegebenenfalls einen Ventilator, eine Klimaanlage oder eine Heizdecke, um die Temperatur zu regulieren.

Lärm

• Lärm kann stören und den Schlaf beeinträchtigen.
• Verwenden Sie Ohrstöpsel oder eine Soundmaschine, um unerwünschte Geräusche zu blockieren oder zu übertönen.
• Alternativ können Sie auch beruhigende Klänge wie weißen Lärm, Meeresrauschen oder Naturgeräusche verwenden, um Ihnen beim Einschlafen zu helfen.

Bett und Bettwäsche

• Ein bequemes Bett und die richtige Bettwäsche können dazu beitragen, dass Sie besser schlafen.
• Wählen Sie eine Matratze und Kissen, die Ihren Komfortbedürfnissen entsprechen.
• Verwenden Sie atmungsaktive und bequeme Bettwäsche, um Überhitzung oder Unbehagen zu vermeiden.

Geruch

• Bestimmte Düfte können beruhigend und entspannend wirken und Ihnen beim Einschlafen helfen.

• Lavendel, Kamille und Vanille sind Düfte, die oft in Schlafzimmer-Diffusoren oder Kerzen verwendet werden.

• Vermeiden Sie jedoch Düfte, die zu stark oder unangenehm sind und Ihren Schlaf stören können.

Eine angenehme Schlafumgebung kann dazu beitragen, dass Sie besser schlafen und sich am nächsten Morgen ausgeruhter fühlen. Probieren Sie diese Tipps aus, um Ihre Schlafumgebung zu optimieren und einen tieferen und erholsameren Schlaf zu erreichen.

Hack #3: Schlafrituale einführen

Schlafrituale können dazu beitragen, den Geist und Körper zu entspannen und den Übergang vom Wachsein in den Schlaf zu erleichtern. Hier sind einige Ideen für Schlafrituale:

Entspannungsübungen

• Entspannungsübungen wie Yoga, Meditation oder progressive Muskelentspannung können dazu beitragen, den Geist und Körper zu beruhigen.
• Probieren Sie aus, welche Übungen für Sie am besten funktionieren und integrieren Sie sie in Ihre tägliche Routine.

Ein warmes Bad oder eine Dusche

• Ein warmes Bad oder eine Dusche vor dem Schlafengehen kann helfen, die Muskeln zu entspannen und den Körper auf den Schlaf vorzubereiten.
• Verwenden Sie gerne auch beruhigende ätherische Öle, um das Badeerlebnis zu verbessern.

Lesen oder Tagebuch schreiben

• Lesen oder Tagebuch schreiben kann dazu beitragen, den Geist zu beruhigen und den Übergang vom Wachsein in den Schlaf zu erleichtern.

• Lesen Sie jedoch kein aufregendes Material, da dies den Geist aktiv halten kann.

Eine Tasse beruhigenden Tee trinken

• Beruhigender Tee wie Kamille, Baldrian oder Passionsblume kann dazu beitragen, den Geist und Körper zu entspannen und den Schlaf zu fördern.

• Vermeiden Sie jedoch koffeinhaltige Getränke wie Kaffee oder Tee vor dem Schlafengehen, da diese den Schlaf stören können.

Elektronik vermeiden

• Elektronische Geräte wie Smartphones, Tablets und Fernseher können den Geist aktiv halten und die Produktion von Melatonin stören.

• Versuchen Sie, diese Geräte mindestens eine Stunde vor dem Schlafengehen zu vermeiden und stattdessen beruhigende Aktivitäten zu wählen.

Schlafrituale können dazu beitragen, den Geist und Körper zu entspannen und den Übergang vom Wachsein in den Schlaf zu erleichtern. Probieren Sie einige dieser Tipps aus und finden Sie heraus, welche für Sie am besten funktionieren. Integrieren Sie sie in Ihre tägliche Routine und verbessern Sie so Ihre Schlafqualität.

Hack #4: Die richtige Ernährung

Eine ausgewogene Ernährung kann dazu beitragen, die Schlafqualität zu verbessern. Hier sind einige Tipps für die richtige Ernährung, um besser zu schlafen:

Vermeiden Sie schwere Mahlzeiten vor dem Schlafengehen

• Schwere Mahlzeiten können dazu führen, dass der Körper mit der Verdauung beschäftigt ist und nicht in den Schlafmodus wechseln kann.
• Essen Sie mindestens zwei bis drei Stunden vor dem Schlafengehen eine leichte Mahlzeit.

Vermeiden Sie Alkohol und Nikotin

• Alkohol und Nikotin können den Schlaf stören und zu Schlafstörungen führen.
• Vermeiden Sie Alkohol und Nikotin mindestens vier bis sechs Stunden vor dem Schlafengehen.

Essen Sie Lebensmittel, die reich an Tryptophan sind

• Tryptophan ist eine Aminosäure, die die Produktion von Serotonin und Melatonin fördert, zwei wichtige Hormone für den Schlaf.

• Essen Sie Lebensmittel wie Milchprodukte, Hühnchen, Fisch, Nüsse und Samen, die reich an Tryptophan sind.

Essen Sie Lebensmittel, die reich an Magnesium sind

• Magnesium ist ein Mineral, das für die Muskelentspannung und den Schlaf wichtig ist.

• Essen Sie Lebensmittel wie grünes Blattgemüse, Nüsse und Samen, Vollkornprodukte und Hülsenfrüchte, die reich an Magnesium sind.

Vermeiden Sie koffeinhaltige Getränke

• Koffein ist ein Stimulans, das den Geist und Körper aktiv hält und den Schlaf stören kann.

• Vermeiden Sie koffeinhaltige Getränke wie Kaffee, Tee, Energy-Drinks und Cola mindestens vier bis sechs Stunden vor dem Schlafengehen.

Eine ausgewogene Ernährung kann dazu beitragen, die Schlafqualität zu verbessern. Probieren Sie diese Tipps aus und finden Sie heraus, welche für Sie am besten funktionieren. Eine gute Ernährung kann dazu beitragen, einen gesunden Schlaf zu fördern und Ihnen dabei helfen, sich ausgeruht und erfrischt zu fühlen.

Hack #5: Technologie und Schlaf

Die Verwendung von Technologie vor dem Schlafengehen kann den Schlaf stören und zu Schlafstörungen führen. Hier sind einige Tipps, wie Sie Technologie verwenden können, um Ihren Schlaf zu verbessern:

Verwenden Sie Nachtmodus oder Blaulichtfilter

• Blaulicht, das von elektronischen Geräten wie Handys, Tablets und Computern abgestrahlt wird, kann die Melatoninproduktion stören und den Schlaf beeinträchtigen.
• Verwenden Sie den Nachtmodus oder Blaulichtfilter auf Ihren Geräten, um das Blaulicht zu reduzieren.

Verwenden Sie Apps für Schlafverfolgung

• Apps für Schlafverfolgung können Ihnen dabei helfen, Ihre Schlafgewohnheiten zu verstehen und zu verbessern.

- Nutzen Sie Apps, die den Schlafzyklus aufzeichnen und Ihnen Informationen darüber geben, wie lange Sie schlafen und wie oft Sie aufwachen.

Verwenden Sie weiße Rauschgeneratoren oder Musik

- Weiße Rauschgeneratoren oder beruhigende Musik können dazu beitragen, den Geist zu beruhigen und den Schlaf zu fördern.
- Nutzen Sie Apps oder Geräte, die weiße Rauschgeneratoren oder beruhigende Musik abspielen können.

Vermeiden Sie Technologie im Schlafzimmer

- Vermeiden Sie die Verwendung von Technologie wie Fernseher, Computer und Handys im Schlafzimmer.
- Stellen Sie sicher, dass Ihr Schlafzimmer ein ruhiger, dunkler und entspannender Raum ist, der ausschließlich dem Schlaf gewidmet ist.

Vermeiden Sie die Verwendung von Technologie kurz vor dem Schlafengehen

- Vermeiden Sie die Verwendung von Technologie mindestens eine Stunde vor dem Schlafengehen.

• Nutzen Sie stattdessen Entspannungsübungen, lesen Sie ein Buch oder hören Sie beruhigende Musik, um den Geist und Körper zu entspannen.

Die Verwendung von Technologie kann den Schlaf stören, aber wenn Sie diese Tipps befolgen, können Sie die Vorteile der Technologie nutzen, um Ihren Schlaf zu verbessern. Probieren Sie diese Techniken aus und finden Sie heraus, welche für Sie am besten funktionieren.

Hack #6: Den Tag richtig strukturieren

Eine gut strukturierte Tagesroutine kann dazu beitragen, Ihren Körper und Geist auf eine erholsame Nachtruhe vorzubereiten. Hier sind einige Tipps, wie Sie Ihren Tag richtig strukturieren können:

Stehen Sie jeden Tag zur gleichen Zeit auf

• Eine regelmäßige Aufstehzeit kann Ihrem Körper helfen, einen natürlichen Schlaf-Wach-Rhythmus zu entwickeln.

• Versuchen Sie, jeden Tag zur gleichen Zeit aufzustehen, auch am Wochenende.

Bewegen Sie sich regelmäßig

• Regelmäßige Bewegung kann dazu beitragen, Stress abzubauen und den Körper auf einen erholsamen Schlaf vorzubereiten.

• Planen Sie regelmäßige Aktivitäten in Ihre Tagesroutine ein, wie z.B. Spaziergänge, Yoga oder Sport.

Vermeiden Sie übermäßigen Koffeinkonsum

• Koffein kann den Schlaf stören und die Qualität des Schlafs beeinträchtigen.
• Begrenzen Sie Ihren Koffeinkonsum und vermeiden Sie den Konsum von Koffein nachmittags und abends.

Planen Sie Zeit für Entspannung und Stressabbau ein

• Stress kann den Schlaf stören und zu Schlafstörungen führen.
• Planen Sie Zeit für Entspannungsübungen wie Meditation oder Atemtechniken sowie für Hobbys oder Aktivitäten ein, die Ihnen Freude bereiten.

Vermeiden Sie schwere Mahlzeiten vor dem Schlafengehen

• Schwere Mahlzeiten können den Körper belasten und den Schlaf stören.
• Essen Sie leichte Mahlzeiten am Abend und vermeiden Sie große Mahlzeiten kurz vor dem Schlafengehen.

Schaffen Sie eine entspannende Schlafumgebung

• Schaffen Sie eine Schlafumgebung, die ruhig, dunkel und kühl ist.
• Verwenden Sie beruhigende Düfte oder ätherische Öle und sorgen Sie dafür, dass Ihr Bett und Ihre Bettwäsche bequem sind.

Eine gut strukturierte Tagesroutine kann dazu beitragen, Ihren Körper und Geist auf einen erholsamen Schlaf vorzubereiten. Probieren Sie diese Tipps aus und passen Sie sie an Ihre individuellen Bedürfnisse an, um die bestmögliche Schlafqualität zu erreichen.

Hack #7: Stress reduzieren

Stress ist einer der häufigsten Gründe für Schlafprobleme. Wenn Sie gestresst sind, kann es schwierig sein, abzuschalten und einen ruhigen Schlaf zu finden. Hier sind einige Tipps, wie Sie Stress reduzieren und Ihren Körper auf eine erholsame Nachtruhe vorbereiten können:

Identifizieren Sie Ihre Stressoren

• Versuchen Sie, herauszufinden, was bei Ihnen Stress auslöst. Es können bestimmte Situationen, Personen oder Aufgaben sein.
• Wenn Sie Ihre Stressoren identifizieren, können Sie Strategien entwickeln, um sie zu bewältigen.

Lernen Sie Entspannungstechniken

• Entspannungstechniken wie Progressive Muskelentspannung, Autogenes Training oder Yoga können dazu beitragen, Stress abzubauen und den Körper auf den Schlaf vorzubereiten.

• Probieren Sie verschiedene Techniken aus und finden Sie heraus, was für Sie am besten funktioniert.

Schaffen Sie Zeit für sich selbst

• Nehmen Sie sich regelmäßig Zeit für sich selbst, um sich zu entspannen und aufzuladen.
• Lesen Sie ein Buch, hören Sie Musik oder machen Sie einen Spaziergang. Tun Sie etwas, das Ihnen Freude bereitet und Sie entspannt.

Reduzieren Sie Ihre Verpflichtungen

• Überlegen Sie, ob Sie Ihre Verpflichtungen reduzieren können, um Stress abzubauen.
• Delegieren Sie Aufgaben, sagen Sie "Nein" zu Verpflichtungen, die Sie nicht erfüllen möchten, und schaffen Sie Raum für Dinge, die Ihnen wichtig sind.

Schreiben Sie Ihre Gedanken auf

• Wenn Sie sich gestresst fühlen, kann es helfen, Ihre Gedanken aufzuschreiben.
• Führen Sie ein Tagebuch oder schreiben Sie Listen, um Ihre Gedanken zu sortieren und Ihre Stressoren zu identifizieren.

Indem Sie Stress reduzieren und Entspannungstechniken in Ihren Alltag integrieren, können Sie Ihren Körper und Geist auf eine erholsame Nachtruhe vorbereiten. Probieren Sie diese Tipps aus und passen Sie sie an Ihre individuellen Bedürfnisse an, um die bestmögliche Schlafqualität zu erreichen.

Hack #8: Schlafstörungen erkennen und behandeln

Manchmal reicht es nicht aus, einfache Änderungen an Ihrem Schlafverhalten vorzunehmen, um einen guten Schlaf zu erreichen. Wenn Sie anhaltende Schlafprobleme haben, kann es sein, dass Sie an einer Schlafstörung leiden. Hier sind einige der häufigsten Schlafstörungen und was Sie tun können, um sie zu behandeln:

Schlafapnoe

• Schlafapnoe ist eine häufige Schlafstörung, bei der die Atmung während des Schlafs kurzzeitig aussetzt.
• Mögliche Symptome sind lautes Schnarchen, plötzliches Aufwachen und Schläfrigkeit am Tag.
• Die Behandlung kann von der Veränderung des Lebensstils bis zur Verwendung von CPAP-Geräten oder anderen Geräten zur Atemunterstützung reichen.

Insomnie

• Insomnie ist eine Schlafstörung, die dazu führt, dass Sie Schwierigkeiten haben, einzuschlafen oder durchzuschlafen.

• Mögliche Ursachen sind Stress, Angstzustände oder Depressionen.

• Die Behandlung kann von Veränderungen des Lebensstils über Medikamente bis hin zu Psychotherapie reichen.

Restless-Legs-Syndrom

• Das Restless-Legs-Syndrom ist eine Erkrankung, bei der Sie ein unangenehmes Kribbeln oder Schmerzen in den Beinen verspüren, was zu Schlafproblemen führen kann.

• Mögliche Ursachen sind Eisenmangel oder bestimmte Medikamente.

• Die Behandlung kann von Ergänzungen des Eisens über Medikamente bis hin zu Entspannungsübungen oder körperlicher Aktivität reichen.

Narcolepsie

• Die Narcolepsie ist eine seltene Schlafstörung, die zu übermäßiger Schläfrigkeit am Tag und plötzlichen

Schlafattacken führen kann.
• Mögliche Ursachen sind genetische Faktoren oder Autoimmunerkrankungen.
• Die Behandlung kann von Medikamenten bis hin zu Veränderungen des Lebensstils reichen.

Wenn Sie vermuten, dass Sie an einer Schlafstörung leiden, sollten Sie einen Arzt aufsuchen, um eine Diagnose zu erhalten und eine geeignete Behandlung zu finden. Eine erfolgreiche Behandlung Ihrer Schlafstörung kann dazu beitragen, dass Sie eine bessere Schlafqualität und insgesamt bessere Gesundheit erreichen.

Hack #9: Natürliche Schlafmittel

Es gibt eine Vielzahl von natürlichen Schlafmitteln, die helfen können, Ihre Schlafqualität zu verbessern. Hier sind einige der am häufigsten verwendeten:

Kamille

- Kamille ist eine Pflanze, die seit langem für ihre beruhigenden Eigenschaften bekannt ist.
- Sie kann als Tee getrunken werden oder als ätherisches Öl in einem Diffusor verwendet werden, um eine entspannende Atmosphäre zu schaffen.

Lavendel

- Lavendel ist eine weitere Pflanze, die bekannt ist für ihre beruhigenden Eigenschaften.
- Sie kann als ätherisches Öl in einem Diffusor oder als Badezusatz verwendet werden.

Baldrianwurzel

• Baldrianwurzel ist eine Pflanze, die traditionell zur Behandlung von Schlafstörungen verwendet wird.
• Sie kann als Tee getrunken oder in Kapselform eingenommen werden.

Melatonin

• Melatonin ist ein Hormon, das Ihr Körper von Natur aus produziert, um den Schlaf-Wach-Zyklus zu regulieren.
• Es kann auch in Form von Nahrungsergänzungsmitteln eingenommen werden, um den Schlaf zu unterstützen.

Es ist wichtig zu beachten, dass natürliche Schlafmittel nicht für jeden geeignet sind und dass Sie vor der Einnahme immer einen Arzt oder Apotheker konsultieren sollten, insbesondere wenn Sie bereits Medikamente einnehmen oder an gesundheitlichen Problemen leiden.

Hack #10: Einen gesunden Schlaf langfristig beibehalten

Es ist eine Sache, für ein oder zwei Nächte guten Schlaf zu haben, aber wie können Sie sicherstellen, dass Sie langfristig gute Schlafgewohnheiten beibehalten? Hier sind einige Tipps:

Machen Sie den Schlaf zu einer Priorität

- Schlaf sollte genauso wichtig sein wie eine gesunde Ernährung und körperliche Bewegung.
- Planen Sie Ihre Tage so, dass Sie genügend Zeit für einen erholsamen Schlaf haben.

Halten Sie sich an Ihre Schlafenszeiten

- Versuchen Sie, jeden Tag zur gleichen Zeit ins Bett zu gehen und aufzustehen, um Ihren Körper auf einen regelmäßigen Schlaf-Wach-Rhythmus einzustellen.

Behalten Sie Ihre Schlafumgebung bei

• Halten Sie Ihre Schlafumgebung sauber, ruhig und komfortabel.

• Wechseln Sie regelmäßig Ihre Bettwäsche und achten Sie darauf, dass Ihr Bett und Ihre Kissen bequem und unterstützend sind.

Machen Sie regelmäßige Bewegung

• Regelmäßige Bewegung kann dazu beitragen, die Qualität Ihres Schlafs zu verbessern.

• Versuchen Sie, mindestens 30 Minuten am Tag körperlich aktiv zu sein, aber vermeiden Sie anstrengende Aktivitäten direkt vor dem Schlafengehen.

Setzen Sie sich nicht zu sehr unter Druck

• Wenn Sie Schwierigkeiten haben, einzuschlafen oder durchzuschlafen, versuchen Sie, nicht zu gestresst oder besorgt zu sein.

• Wenn Sie sich zu sehr unter Druck setzen, kann dies dazu führen, dass Sie noch schlechter schlafen.

Indem Sie diese Tipps befolgen und sich bewusst
bemühen, gute Schlafgewohnheiten beizubehalten,
können Sie langfristig eine bessere Schlafqualität
erreichen.

Fazit

Guter Schlaf ist entscheidend für unsere körperliche und geistige Gesundheit. Leider ist es für viele Menschen schwierig, eine gute Schlafqualität zu erreichen. In diesem Buch haben wir zehn Hacks vorgestellt, die Ihnen helfen können, besseren Schlaf zu erreichen.

Von Entspannungsübungen und Schlafumgebungen bis hin zu Schlafritualen und natürlichen Schlafmitteln gibt es viele Möglichkeiten, Ihre Schlafqualität zu verbessern. Wir haben auch die Auswirkungen von Technologie, Stress und Ernährung auf den Schlaf diskutiert und Ihnen gezeigt, wie Sie diese Faktoren positiv beeinflussen können.

Es ist wichtig zu beachten, dass es keine universelle Lösung für besseren Schlaf gibt. Jeder Mensch ist einzigartig und hat unterschiedliche Bedürfnisse und Vorlieben. Es kann einige Experimente erfordern, um herauszufinden, welche Hacks für Sie am besten funktionieren.

Der wichtigste Schlüssel zum Erfolg ist jedoch die Kontinuität. Durch die Implementierung dieser Hacks als regelmäßige Gewohnheiten können Sie eine langfristige Verbesserung Ihrer Schlafqualität erreichen.

Wir hoffen, dass die Tipps und Tricks in diesem Buch Ihnen helfen, besseren Schlaf zu erreichen und damit ein gesünderes und glücklicheres Leben zu führen.

9 7 9 8 3 8 9 4 2 5 7 5 0